Dieter Mann

Puissance naturelles - Que faire si votre "meilleure partie" est en grève?

Puissance naturelles-améliorer les recours pour augmenter la virilité de la capacité à obtenir une érection de fermeté

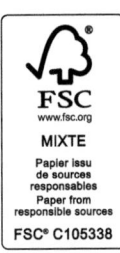

© 2016, Dieter Mann

Traduit de l'anglais (américain) par Eric Baron

Edition : BoD - Books on Demand

12/14 rond-point des Champs Elysées

75008 Paris

Imprimé par BoD – Books on Demand, Norderstedt

ISBN : 978-2-3220-7805-9

Dépôt légal : 06/2016

Introduction

En achetant ce livre, vous accepter entièrement cette clause de non-responsabilité.

Aucun conseil

Le livre contient des informations. Les informations ne sont pas des conseils et ne devraient pas être traités comme tels.

Si vous pensez que vous souffrez de n'importe quel problème médicaux vous devriez demander un avis médical. Vous ne devriez jamais tarder à demander un avis médical, ne pas tenir compte d'avis médicaux, ou arrêter un traitement médical à cause des informations de ce livre.

Pas de représentations ou de garanties

Dans la mesure maximale permise par la loi applicable et sous réserve de l'article ci-dessous, nous avons enlevé toutes représentations, entreprises et garanties en relation avec ce livre.

Sans préjudice de la généralité du paragraphe précédent, nous ne nous engageons pas et nous ne garantissons pas :

• Que l'information du livre est correcte, précise, complète ou non-trompeuse ;

• Que l'utilisation des conseils du livre mènera à un résultat quelconque.

Limitations et exclusions de responsabilité

Les limitations et exclusions de responsabilité exposés dans cette section et autre part dans cette clause de non-responsabilité : sont soumis à l'article 6 ci-dessous ; et de gouverner tous les passifs découlant de cette clause ou en relation avec le livre, notamment des responsabilités découlant du contrat, en responsabilités civiles (y compris la négligence) et en cas de violation d'une obligation légale.

Nous ne serons pas responsables envers vous de toute perte découlant d'un événement ou d'événements hors de notre contrôle raisonnable.

Nous ne serons pas responsable envers vous de toutes pertes d'argent, y compris, sans limitation de perte ou de dommages de profits, de revenus, d'utilisation, de production, d'économies prévues, d'affaires, de contrats, d'opportunités commerciales ou de bonne volonté.

Nous ne serons responsables d'aucune perte ou de corruption de données, de base de données ou de logiciel.

Nous ne serons responsables d'aucune perte spéciale, indirecte ou conséquente ou de dommages.

Exceptions

Rien dans cette clause de non-responsabilité doit : limiter ou exclure notre responsabilité pour la mort ou des blessures résultant de la négligence ; limiter ou exclure notre responsabilité pour fraude ou représentations frauduleuses ; limiter l'un de nos passifs d'une façon qui ne soit pas autorisée par la loi applicable ; ou d'exclure l'un de nos passifs, qui ne peuvent être exclus en vertu du droit applicable.

Dissociabilité

Si une section de cette cause de non-responsabilité est déclarée comme étant illégal ou inacceptable par un tribunal ou autre autorité compétente, les autres sections de cette clause demeureront en vigueur.

Si tout contenu illégal et / ou inapplicable serait licite ou exécutoire si une partie d'entre elles seraient supprimées, cette partie sera réputée à être supprimée et le reste de la section restera en vigueur.

- Introduction 9
- Solutions à partir du tube à essai 13
  - Des remèdes naturels 21
  - L'Arginine 22
  - La yohimbine 28
  - La maca 30
  - Ginseng 39
  - Le ginkgo 43
- Attention dangereux! 46
- La virilité et de Psyché 48

Introduction

Cher lecteur,

Pour beaucoup d'entre nous, la virilité est plus qu'une simple fonction physique, telles que la digestion ou l'aptitude à distinguer des saveurs différentes les unes des autres. Pour beaucoup d'hommes, de la virilité représente le cœur de leur " masculinité ". Où il est limité ou lorsqu'il même complètement disparu, beaucoup d'hommes se sentent privés de leur masculinité.

Certes, il est parfaitement normal pour les femmes qu'elles à un certain moment de la vie, de perdre la capacité de porter des enfants, hommes pensent au sujet de la perte de la capacité de se reproduire comme le début de la fin. Il est évident que ce n'est pas quant au désir de la majorité des hommes au père d'un enfant à l'âge de soixante, soixante-dix ou quatre-vingts. C'est plutôt la seule capacité (puissance), pour le faire, ce qui représente une caractéristique importante de la masculinité dans notre société.

C'est exactement cette circonstance dont certains producteurs de traitement de l'impuissance (par exemple penser au bleu bien connu de comprimés), mais aussi des producteurs de inefficace " cures miracles" faites de pénis de tigre ou des cornes de rhinocéros, bénéfice.

Alors que l'ancien montrer beaucoup d'effets secondaires, celui-ci n'a aucun effet. Les deux, toutefois, le coût beaucoup - et il semble presque comme si nous avons pensé que ce qui coûte beaucoup a aussi un grand effet.

En fait, des substances améliorant la puissance naturelle, que pour un ont presque ou complètement sans effets secondaires et en même temps sont de haute qualité et coûtent seulement une fraction des produits mentionnés précédemment, sont connues depuis des siècles. Ce livre est dédié à exactement ces "magic peu connu Cures", de la nature et, bien sûr, à vous comme le lecteur. Peu importe si vous voulez prendre des précautions ou nécessité de résoudre un problème existant. Dans ce livre, vous trouverez des informations intéressantes.

Ont une grande joie avec votre virilité !

Dieter Mann

Toutes les informations présentées dans cet ouvrage a fait l'objet de recherches en toute conscience. Mais elles ne remplacent pas les conseils professionnels d'experts compétents en aucune façon et ne promettent pas de cure pour votre problème. Il est fortement conseillé à tous de consulter un médecin de votre choix avant de prendre tout type de médicament, indépendamment de savoir si elle est d'origine naturelle ou chimique.

Solutions à partir du tube à essai

À l'instar de mouchoirs sont souvent désignées par le nom commercial tempo, c'est la même chose pour le traitement chimique de l'impuissance et le nom du produit "Viagra®". Seules quelques personnes sont au courant du fait qu'il existe maintenant un certain nombre d'autres, de même placé les produits pharmaceutiques sur le marché. Cialis® et Levitra® sont parmi les plus célèbres.

En ce qui concerne l'historique de Viagra Wikipedia dit :

Au début des années 1990, une équipe de chercheurs d'un institut de recherche de Pfizer à Sandwich demandée pour un remède pour guérir des troubles cardiaques. Le remède UK, qui a été trouvé-92480 dans ce contexte, bloqué l'enzyme PDE-5. Alors que les premiers essais sur patients étaient très prometteuse, certains hommes ont rapporté plusieurs érections quelques jours après la prise du médicament. L'examinateur concerné n'a vu aucun potentiel dans l'effet ; par conséquent, Pfilzer a déposé une demande de brevet pour l'agent actif comme sildenafil citrate en 1991.

Après les médicaments pour les maladies du coeur s'est avéré avoir aucun effet, l'effet de l'activité sexuelle agent a été jugé plus en détail. Dans une étude menée sur 300 hommes en Angleterre, en France et en Suède 90 pour cent ont déclaré avoir une érection; presque aucune effets secondaires ont été observés. En 1998, eut la permission Pfilzer du US Health Authority à vendre Viagra. Time magazine a signalé à propos de la pilule activité dans un couvercle histoire.

En 2003, deux autres médicaments avec le même mécanisme d'action ont été lancés. Levita (Bayer) et Cialis (Eli Lilly). En 2012 un autre agent actif avec le nom Avanafil (Mitsubishi Pharma), qui est censé montrer un effet plus rapide que le Viagra, suivie. Le nom commercial est Stendra. [35] Depuis avril 2014 (avec l'Berlin-Chemie Spendra agent actif avanafil) est disponible en Allemagne.

En 2007, Pfizer a capturé une part de marché de 47 % sur le marché mondial pour les substances contre la dysfonction érectile, en 2013 il y avait 36 pour cent. En 2012, Pfizer a généré un chiffre d'affaires de deux milliards de dollars américains.

De toute évidence, c'est au sujet d'une somme énorme. Avec cela, nous parlons d'une performance économique de certains pays du tiers monde, qui correspond au revenu du leader du marché mondial de l'pilules bleues seul. Bien sûr, il appartient à l'utilisateur lui-même, s'il est prêt à payer le prix exigé pour l'admission temporaire de sa capacité d'optimisation d'obtenir une érection.

De nombreux hommes, qui sont en partie pas prêts à payer le prix exigé dans une pharmacie ou qui se sentent embarrassés, obtenir les produits mentionnés, en particulier les " pilules bleues", à partir d'internet ou de vendeurs de rue ou de fournisseurs locaux de marchés douteux sur les voyages à l'étranger. On ne peut qu'espérer qu'ils ont chuté pour colorés et appuyé le sucre de maïs parce que toutes les autres solutions de rechange sont potentiellement dangereuses pour la santé ou la mort.

Les produits qui sont disponibles sur le marché gris sont en partie caractérisé par des adjuvants et agents de coupe ou par des doses incorrectes. Parfois même complètement différentes substances, qui sont simplement enfoncé dans la forme familière, sont offerts. Littéralement tout peut être contenue.

Même si l'on suppose que l'acheteur achetait de fait la véritable substance - les chances pour que se trouvent dans un rayon d'une figure des milliers - il fait toujours face à un risque de ne pas être sous-estimée. Le nombre de contre-indications - ce qui signifie que ces cas d'application dans lequel les produits sont dangereux pour la santé ou même mortels - est remarquable. Il y a même la phraséologie inserts dans l'emballage de certains produits tels que "si vous avez ou une fois avaient une pression artérielle basse".

Cela signifie que le producteur concerné indique clairement que les hommes qui à un certain moment de leur vie avaient une pression artérielle basse peuvent subir des dommages par l'ingestion de ce produit.

Fait est qu'il est difficile de trouver quelqu'un qui n'a jamais eu la pression artérielle basse en raison d'une maladie ou en raison d'autres circonstances. Seul un médecin qui connaît tous les faits liés à la santé peuvent évaluer correctement cette tâche et les nombreuses autres raisons médicales, ce qui milite contre une utilisation des produits respectifs. Cas dans lesquels la pilule miracle a été utilisé sur la responsabilité propre malgré les contre-indications peuvent être trouvés dans les journaux encore et encore. Journaux puis rapport sur les gens qui sont morts pendant ou après un rapport sexuel ou qui souffrent de troubles de santé connu de longues.

Finalement und enfin, il peut être dit que le fait de prendre les pilules miracle coûteux ne sera pas couronnée de succès pour de nombreux hommes (études dire environ 20-30%) et peut conduire à l'érection permanente pour certains autres. Il s'agit d'un trouble que dans la plupart des cas peut seulement par corrigée par une chirurgie.

En aucune façon un médicament approuvé est censé être parlait bas avec cela. Il semble seulement important que le consommateur informe concernant le fonctionnement, lui-même d'effet et les effets secondaires possibles de ce médicament avant de le prendre et consulte un médecin pour des conseils sur les mesures médicales.

Des remèdes naturels

Des remèdes naturels pour les troubles sexuels ont toujours existé, indépendamment du fait de savoir s'il était seulement au sujet de la consommation de substances ou rituels chamanistes. Les hommes qui n'ont pas de " fonction " la manière dont ils voulaient ont toujours cherché des alternatives.

Les substances naturelles suivantes sans aucun doute un extrait seulement représentent des applications disponibles, mais donnent un bon aperçu de ce qui est possible.

Il est fortement déconseillé de prendre et d'acheter tout de remèdes miracles. Ceux qui croient que le fait de prendre la poudre de pénis de tigre leur donne la force d'un tigre ou que la consommation de sol corne de rhinocéros augmente leur ténacité, doit effectivement croient également que pour manger un morceau de boeuf qu'ils commenceront à moo et lui donner du lait.

L'Arginine

L'un des plus fréquemment offert remède naturel pour les hommes avec des problèmes de puissance est appelé L-arginine ou court-arginine. Il s'agit d'une substance que le corps humain peut produire elle-même. Toutefois, c'est (souvent) n'est pas fait en quantité suffisante, et c'est pourquoi l'apport supplémentaire de l'arginine est aussi commune dans la médecine traditionnelle.

L'arginine peut être trouvé dans divers types d'aliments qui sont consommés chaque jour. Une compilation des aliments respectifs peut être trouvés sur Wikipedia :

Nourriture	Protéines totales	L'Arginine	Montat
Grains sarrasin	13,25 g	982 mg	7,4 %
Pois, séché	24,55 g	2188 mg	8,9 %
Les arachides, rôti	23,68 g	2832 mg	11,9 %
Filet de poitrine de poulet, matières	21,23 g	1436 mg	6,8 %

Œuf de poule	12,57 g	820 mg	6,5 %
Le lait de vache, 3,7 % de matières grasses	De 3,28 g	119 mg	3,6 %
Graines de citrouille	30,23 g	5353 mg	17,7 %
Le saumon, matières	20,42 g	1221 mg	6,0 %
Maïs-farine complète	6,93 g	345 mg	5,0 %
Pinekernels	13,69 g	2413 mg	17,6 %
Le riz, non pelées	7,94 g	602 mg	7,6 %

Porc, matières	20,95 g	1394 mg	6,7 %
Les noix	15,23 g	2278 mg	15,0 %
Blé-farine complète	13,70 g	642 mg	4,7 %

Concernant la fonction érectile, son mode d'action est la suivante : pour obtenir une érection satisfaisante, il est nécessaire pour les vaisseaux sanguins du pénis pour obtenir si large que le corps caverneux peut être remplis avec assez de sang. L'oxyde nitrique (NO) est impliqué de façon significative dans la dilatation des vaisseaux. Toutefois, il n'est pas seulement amélioré la dilatation des vaisseaux mais aussi la perfusion et par conséquent l'apport d'éléments nutritifs des cellules, qui à son tour a un effet positif sur la puissance et la qualité du sperme.

L'oxyde nitrique est produit à partir de l'arginine dans le corps en seulement quelques étapes. L'arginine peut jusqu'à un certain point être gagnée par les aliments mentionnés ci-dessus avec notre corps. En cas d'augmentation de la souche, comme le stress, l'organisme ne peut pas couvrir la demande qu'à partir de ces sources. La quantité d'arginine que le corps a besoin peut également augmenter en raison des maladies telles que l'hypertension artérielle, l'artériosclérose ou la dysfonction érectile.

Dernièrement, l'arginine a connu un véritable essor. C'est parce que des études positives et l'absence quasi complète d'effets secondaires et surtout parce qu'il s'agit d'une substance qu'un corps sain produit sur son propre et pas une substance exogène.

De nombreux spécialistes recommandent à l'aide d'un activateur lors de la prise d'arginine, afin d'accélérer l'absorption de la substance. L'OPS et de l'extrait de thé vert haven avérée particulièrement utile comme activateurs.

Lors de la prise d'arginine, bien sûr, il est important de recourir à des produits de haute qualité des principaux producteurs. Lors de la comparaison de différentes offres il convient de prêter une attention particulière à la concentration de l'ingrédient actif contenu. Les experts conseils d'arginine par mg 3000-5000jour. Dans les cas aigus et après consultation d'un expert a également des indemnités journalières de 10 000 mg sont possibles. L'effet devrait être perceptible après seulement quelques jours. Aussi ne pas chaque agent actif peuvent déclencher des effets secondaires et des incompatibilités potentielles. Il est donc, en tout état de cause, conseillé de consulter un professionnel avant de consommer la substance.

La yohimbine

La yohimbine est extrait à partir des feuilles et l'écorce de l'arbre yohimbe (pausinystalia yohimbe). C'est un alcaloïde. Les Européens ont appris comment se servir de l'écorce de l'arbre yohimbe de peuples autochtones d'Europe centrale et l'Afrique de l'Ouest où l'utilisation Il est répandu depuis "temps immémoriaux". L'importance et l'intérêt était tellement grande que déjà en 1890 un processus de préparation de la yohimbine a été breveté. Depuis lors, le remède n'a été utilisé pour surmonter l'impuissance. Même aujourd'hui, préparations respectives sont offerts par plusieurs entreprises.

La yohimbine contient un antagoniste des récepteurs alpha-2 qui a un effet sur le cerveau et les bateaux à l'intérieur du pénis. Dans le cerveau, elle a un effet sur l'érection-inhibant, système nerveux sympathique qui est par exemple actif quand l'une a la crainte d'un échec.

Dans le même temps, elle pénètre dans le sang et à barrière cérébrale entraîne une augmentation de la pression artérielle et la fréquence cardiaque. Les centres génital sont éveillées et une augmentation de la quantité de sang qui est pompée dans les organes génitaux est déclenchée.

Yohimibine surtout a une incidence sur les problèmes de puissance, psychologiquement causé qui par exemple sont fondées sur la crainte d'un échec. La yohimbine peut être prises, selon l'objectif visé, d'une à deux heures avant le rapport sexuel ou dans le cadre d'une thérapie à long terme au cours de deux à huit semaines. Indication de la quantité par le producteur ne doit pas être dépassée.

La yohimbine, comme toute substance qui a un effet sur le système circulatoire, a divers effets secondaires et Contre-indications qui devrait être discuté avec un médecin.

La maca

La plante maca qui a son origine au Pérou appartient au groupe des plantes de cresson. Dans son habitat, il pousse sur des plateaux à une altitude d'environ 4000 mètres. L'usine est parfaitement adaptés à des conditions météorologiques extrêmes et aux sols pauvres. C'est parce que l'usine peut stocker et enrichir les nutriments à l'intérieur de ses racines épaissies.

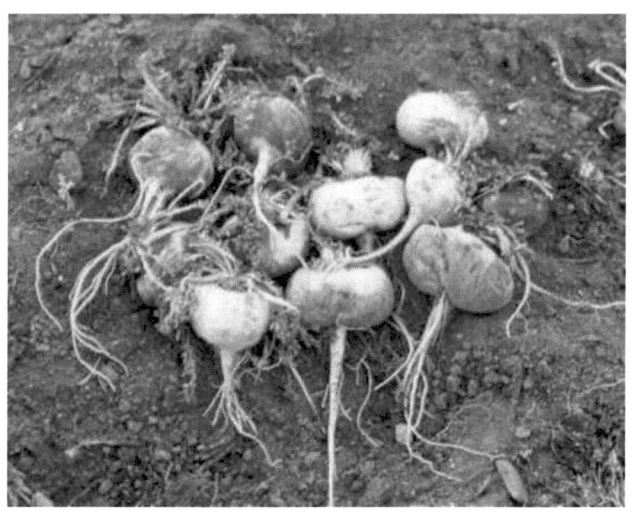

Outre l'amidon et de sucre, elle contient divers acides aminés essentiels et les graisses. En outre, il est riche en vitamines, nutriments minéraux, oligo-éléments et composés végétaux secondaires. Dans son lieu d'origine, il est apprécié en tant que nourriture substantielle. En ce qui concerne l'effet de la plante Wikipedia écrit:

Des effets positifs sur la performance physique et capacité psychologique sont attribuées à la racine de maca. Selon les études cliniques, cet effet n'est pas le résultat d'une, c'est-hormonopoietic endocriniens-processus-influençant, effet; un changement dans les niveaux d'hormones chez les humains n'a pas pu être observée. Cependant, la plante semble avoir un effet positif sur les dysfonctions sexuelles. Les suppléments alimentaires qui contiennent de la poudre de maca ont été sur le marché comme naturelle de l'impuissance de traitement en Europe et aux États-Unis depuis quelque temps. Comme avec de nombreux autres produits de ce genre, ces effets n'ont pas été entièrement prouvé scientifiquement.

L'alimentation par l'intermédiaire de suppléments alimentaires disponibles commercialement est bien en deçà de l'apport nutritionnel chez les habitants de la Cordillère des Andes. Presque uniquement la poudre séchée du tubercule est utilisé.

Les études de l'Amérique du Sud et les États-Unis (qui, cependant, sont plus fondées sur l'expérience de rapports que sur des données mesurables) montrent toutefois que les proposants ont signalé une augmentation du désir sexuel et la performance, un système immunitaire plus forte et plus d'énergie, d'ailleurs, il n'est censé contrer la dépression et la fatigue chronique.

La chercheuse péruvienne Gustavo Gonzales a donné la maca à douze hommes entre 20 et 40 pour les trois mois et a examiné leur fertilité après. Déjà, après deux semaines, il pourrait, en moyenne, déterminer un doublement de la quantité de sperme. Dans le même temps, hormones mâles ont été formés et les proposants ont juré que leur désir sexuel a augmenté de manière significative.

Des scientifiques chinois ont publié une étude où extrait de maca a été administré à des souris, qui ont ensuite été en mesure d'avoir 47-67 orgasmes dans un délai de trois heures. Les souris du groupe témoin n'avaient que 16 des orgasmes en même temps.

Le neurologue Fernando Cabiesee, qui a également examiné l'activité visant à améliorer l'effet de la maca, évalué que l'usine n'augmente pas seulement la capacité à obtenir une érection, mais aussi l'entraînement général à être sexuellement actifs à long terme.

La Maca est offert sur le marché comme le "naturel" de Viagra®. En fait, elle doit plutôt être considérée comme un aliment très original qui était cultivé et apprécié par les indigènes du Pérou au cours des siècles et qui a l'espoir d'effets secondaires.

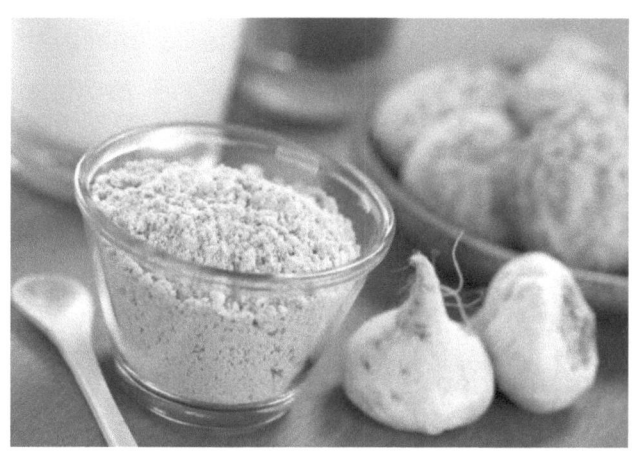

Diverses études scientifiques montrent que la prise de maca sur une plus longue période de temps a un effet extrêmement positif. Le résultat est une surproduction d'hormones, par exemple aussi de la testostérone. Cette hormone provoque un regain d'énergie qui peut avoir un effet positif sur le processus de l'adaptation aux influences extérieures négatives qui déclenchent le stress et l'anxiété, des dépressions.

On peut dire que l'effet de la maca et Viagra® et produits similaires est entièrement différent. Alors que les pilules ont un effet vasodilatateur, qui a un impact direct sur le pénis et qui mène à droite de stimulation sexuelle après la prise, adresses de maca une augmentation de la pulsion sexuelle et l'amélioration durable de la perfusion. On pourrait comparer les deux façons d'une manière qui dit que les préparations chimiques plutôt offrir d'aider-démarrage alors que la maca commence avec la réparation de la batterie.

Racine de maca est utilisé en médecine naturelle dans les domaines de l'augmentation de la libido (désir sexuel), l'amélioration de la constance, la capacité à obtenir une érection, amélioration de la quantité et de la qualité du sperme, mais aussi dans le domaine de l'augmentation de la fécondité des femmes et afin de prévenir les fausses couches.

La Maca est offert sur le marché sous la forme de diverses préparations que poudres, capsules et appuyée. Parce que la quantité consommée avec cette préparation est seulement une fraction de ce qui est consommé dans le pays d'origine, il n'est pas nécessaire d'attendre des effets secondaires importants. Néanmoins, il est recommandé d'observer la qualité et de consulter un médecin pour obtenir des éclaircissements sur les interactions avec d'autres produits consommés et les éventuelles incompatibilités.

Ginseng

Le ginseng est considéré comme l'usine des médecins d'Asie en soi dans l'Ouest. Pour plus de 2000 ans, il a été utilisé en médecine. Dans l'étude de son occurrence principalement dans les régions de montagne et de forêt de la Corée du Nord, le nord-est de la Chine, et le sud-est de la Sibérie, l'usine fut longtemps réservé aux riches. Toutefois, l'usine ne seulement ne sont pratiquement jamais commises dans le désert plus, afin que la demande sur le marché mondial est plutôt couverts par le ginseng cultivé. Sa culture a été exploité depuis plus de 800 ans et est très complexe et onéreux, surtout comme les racines de ginseng besoin de cinq à six ans afin d'atteindre leurs la puissance des ingrédients actifs.

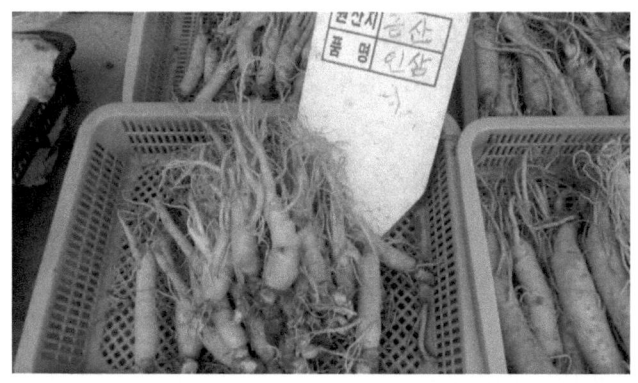

Sur le marché, le ginseng blanc se distingue de ginseng rouge même si elles découlent de la même plante et ne diffèrent que par leur traitement. Alors que le ginseng blanc est pelé, blanchis et séchés droit après la récolte, le ginseng rouge tout d'abord doit être traitée avec de la vapeur.

Le contenu de ginsénosides est crucial pour l'effet médical. Il est influencé par l'âge, région de culture, la qualité des sols et de la transformation.

Principalement, le ginseng est un adaptogenic roborant avec un fort effet. En outre, il est également utilisé comme naturel et efficace traitement impuissance. Des études ont montré qu'elle a une incidence sur environ les deux tiers de tous les hommes. Comme avec la maca effet d'amélioration de l'activité repose essentiellement sur la production de testostérone, ainsi que de la libération d'oxyde nitrique (NO), tout comme avec l'arginine. En outre, la perfusion dans la région génitale est stimulée.

Le ginseng a un effet positif très douce sur la dysfonction érectile liés au stress. Important Avec qui est une dose suffisante. Un apport quotidien de 10 mg de ginsénosides est décrite comme utiles dans la littérature spécialisée (correspond approximativement à 1-2 g de racine de ginseng de haute qualité).

Le ginkgo

Le ginkgo est un type d'arborescence provenant de la Chine qui est aujourd'hui cultivée dans le monde entier. Forêt mixte, mais parfois aussi des vallées de montagne ont été l'habitat d'origine.

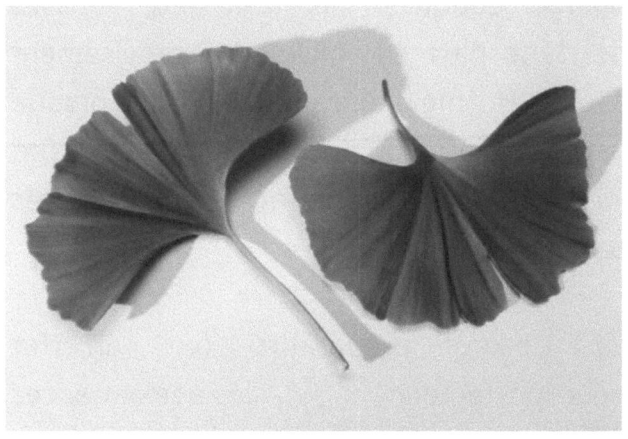

Le ginkgo est également appelé " fossile vivant " parce que c'est le seul survivant de son groupe botanique. C'est un arbre à feuilles caduques qui peut devenir plus de mille ans et de plus de 40 mètres. Étant donné que les graines peuvent avoir une odeur désagréable de l'acide butyrique, en Europe l'arborescence se propage principalement comme un arbre mâle sous forme de boutures.

Seules les feuilles sont utilisé à des fins pharmaceutiques. Ils ont été utilisés pendant plus de mille ans précisément sous la forme d'extraits spécial. Lorsque leur traitement correctement, côté indésirable des agents actifs sont séparés par extraction.

Le Ginkgo préparatifs ont un effet neuroprotecteur ; les performances cognitives et la capacité d'apprentissage sont renforcées et découlant des propriétés de l sang sont optimisés. Pour cette raison, ginkgo est également utilisé pour prévenir et traiter la démence, pour traiter de façon organique causé des problèmes de mémoire et de concentration ainsi que pour le traitement de l'acouphène, étourdissements et maux de tête.

Le Ginkgo stimule la circulation sanguine, ce qui a un effet d'extrême relaxation des muscles du corps caverneux dans le pénis. Une plus durable et plus forte érection est le résultat. La littérature spécialisée constitue des montants de mg de 40-100extrait du ginkgo comme suffisant, alors que sous surveillance médicale même s'élève jusqu'à 240mg sont possibles.

Le gingko a certains connus, plutôt rares effets secondaires. Dans de rares cas, les troubles gastro-intestinaux et des maux de tête ont été observés. Mais il existe une contre-indication claire lors de la prise de sang d'amincissement des médicaments.

Attention dangereux!

Malheureusement, de nouveaux remèdes miracles, lorsque le mode d'action n'a pas été prouvée et qui n'existent que pour prendre de l'argent en exploitant le désespoir des hommes, sont fréquemment offerts sur le marché. Certains n'ont même pas un effet (ou un effet complètement différent que souhaité), mais certains en fait augmenter l'érection et de désir, mais après l'apport unique déjà conduit à dommages physiques durables.

Tout aussi dangereuse sont produits sur le marché noir, de produits provenant d'expéditeurs suspects et les produits de producteurs sans nom. Au mieux, vous acheter du sucre des pastilles pour de l'argent sérieux - au pire, c'est le poison à rat ou de tout autre produit mortel. Ainsi : Hands off!

Toujours également à noter est le fait que overdosages ou des interactions avec d'autres préparations peuvent avoir des conséquences non désirées ou même de graves dommages à la santé. En tout cas, il est important d'être modérée et de consulter un spécialiste avant la prise de toute préparation.

La virilité et de Psyché

Juste comme beaucoup de choses dans la vie, les problèmes commencent souvent avec des défis liés à la santé dans la tête. Par conséquent, il n'est pas surprenant que les experts soutiennent que dans la majorité des cas, les problèmes d'alimentation, la libido réduite, le manque d'endurance ou l'éjaculation précoce ont un motif plus psychologique que physique.

Ce n'est pas surprenant si l'on est conscient du fait que les défis, tels que le stress, l'anxiété, déficit de sommeil, surextension, erratique lifestyle et beaucoup d'autres, bien sûr, ont une influence sur notre psyché, et donc aussi indirectement sur notre corps.

Pour cette raison, aussi mentale et aspects psychologiques devraient être prises en compte dans le cadre d'un nettoyage de la clarification des problèmes.

Et enfin : un " vrai " homme a sans doute plus à offrir au monde (et son partenaire) de quelques centimètres de la chair et de la peau. Ne vous inquiétez pas " lorsqu'il ne fonctionne pas pour une fois".

Amusez-vous et bonne chance

Yours, Dieter Mann